# CONGRÈS

## INTERNATIONAL D'HYGIÈNE

### TENU A VIENNE.

Septembre - Octobre 1887.

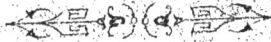

LILLE,

AU BUREAU DU JOURNAL DES SCIENCES MÉDICALES,
56, RUE DU PORT.

1887.

# CONGRÈS

## INTERNATIONAL D'HYGIÈNE

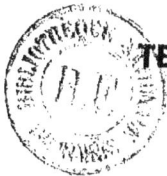

## TENU A VIENNE.

SEPTEMBRE - OCTOBRE 1887.

Une véritable épidémie de Congrès scientifiques sévit sur l'Europe et même sur l'Amérique. *La Semaine médicale*, qui tient à rendre compte de tous, est, depuis plusieurs semaines, encombrée par des dépêches ou des procès-verbaux venant de New-York, de Vienne, de Carlsruhe, de Wiesbaden, de Pavie, de Toulouse, etc. Nous ne pouvons marcher sur ses traces et publier l'analyse des travaux présentés à toutes ces réunions savantes. Quand le moment sera venu nous ferons un choix entre les plus intéressantes. Pour aujourd'hui, grâce à notre ami et collaborateur, le Professeur H. Lavrand, nous pouvons donner une idée du Congrès d'hygiène de Vienne. Comme on le verra par la lettre de notre correspondant, l'accueil le plus cordial a été fait aux savants nationaux et étrangers, par la Cour et l'Administration viennoise et par le peuple. Une chose nous paraît remarquable, parce que en France nous n'y sommes pas habitués : c'est la présence, à la séance d'ouverture, du cardinal-archevêque de Vienne et de divers membres du clergé. Comme on le voit, en Allemagne, la science n'est pas *laïcisée*.

*Vienne, 29 septembre. — Buda-Pesth, 5 octobre 1887.*

Le vi⁰ Congrès international d'hygiène s'ouvrait lundi 26 septembre ; dès le dimanche soir, les membres du Congrès étaient invités à une soirée, sans cérémonie, dans les salles de la Société d'Horticulture. La réunion nombreuse était des plus animées et chacun rentrait emportant une heureuse impression de l'hospitalité viennoise.

Le lundi, à 10 heures, les membres se rendent dans la grande salle des Amis de la Musique où doit avoir lieu, à 11 heures, l'ouverture solennelle du Congrès par son Altesse Impériale et Royale l'archiduc Rodolphe, protecteur. A 11 heures précises, le Prince fait son entrée dans la salle où il est reçu par le Professeur Ludwig, président de la Commission d'organisation. Le Prince s'asseoit au fauteuil de la présidence, placé seul au milieu de l'estrade. La réunion est des plus brillantes : on y voit des représentants de la science venus de toutes les parties du monde ; les personnages officiels sont en grand nombre, derrière le Prince, sur l'estrade. Pour n'en citer que quelques-uns, nous nommerons le cardinal-archevêque, Mgr Ganglbauer ; M. Marschal, curé de la cathédrale ; des membres de la Nonciature ; parmi le corps diplomatique : le Prince Reuz, ambassadeur d'Allemagne et Sadulah Pacha, ambassadeur de Turquie, au milieu d'un grand nombre de représentants des autres puissances ; puis, comme membre du gouvernement autrichien, le Dr Von Gautsch, ministre de l'Instruction publique, accompagné de plusieurs des ministres, et enfin M. Uhl, bourgmestre de Vienne.

Parmi les Congressistes étrangers, nous remarquons MM. Brouardel (Paris), Pettenkofer (Munich), Virchow (Berlin), Frankland (Angleterre), Janssens (Bruxelles), Lacassagne, Lépine (France), Jahnson (St-Pétersbourg), Luiziauan (Mexique).

Le Prince répond au discours du Professeur Ludwig en le remerciant des paroles aimables qu'il vient de lui adresser : l'homme, dit-il, est le plus précieux capital des États et de la Société ; il faut donc s'efforcer de reculer le plus loin possible la maladie et la mort ; c'est non seulement un œuvre humanitaire, mais aussi utilitaire au premier chef. Unissons-nous donc contre la nature, mettons en œuvre toutes nos forces contre l'ennemi commun et protégeons l'homme dans la maison et l'école, l'industrie et la guerre, les villes et les villages, la production et le commerce.

Le Prince termine en souhaitant la bienvenue aux savants assemblés autour de lui : il a accepté avec empressement d'être le protecteur de cette réunion et déclare, au nom de son gracieux seigneur, Sa Majesté Apostolique, Impériale et Royale, le Congrès ouvert.

M. le Professeur J. v. Gruber, secrétaire général, lit le rapport sur l'organisation du Congrès.

La parole est à M. le Professeur Brouardel : « sur les modes de propagation du typhus abdominal ». Le doyen de la Faculté de Médecine de Paris s'adresse d'abord au Prince et lui présente, au nom de ceux qui parlent la langue romane, ses hommages respectueux ; le remercie d'avoir accepté le protectorat du Congrès et, comme les travaux aboutissent à des actes, il a le ferme espoir que cette alliance si heureuse aura pour conséquence des résultats pratiques ; puis il adresse ses remercîments à la ville de Vienne qui n'a pas démenti son antique renom d'hospitalité ; enfin il félicite MM. Ludwig, président et Gruber, secrétaire général.

Je ne vous parlerai pas du discours lui-même, c'est de la science : tous les journaux scientifiques le résumeront ; qu'il me suffise de vous dire qu'il a été très apprécié, et que l'on a rendu un juste hommage au talent oratoire de M. Brouardel.

M. le Professeur Pettenkofer a pris ensuite la parole pour parler de « l'enseignement de l'hygiène dans les Universités et les Écoles professionnelles », avec la distinction et la compétence qu'il possède en pareille matière.

La séance s'est terminée par la division des membres du Congrès en quatre sections d'hygiène et une de démographie.

Le Prince s'est alors levé et a serré la main aux orateurs du jour qu'il a complimentés ; puis il a adressé un mot aimable à chacun des princes de la science hygiénique et démographique qui l'entouraient, et a regagné sa voiture, accompagné de l'adjudant comte de Rosemberg.

Le Prince Rodolphe était en costume militaire.

L'après-midi, à 3 heures, son Excellence le Ministre de l'Instruction publique a visité l'Exposition d'hygiène ouverte le jour même. A 4 heures, réception des membres du Congrès à l'Hôtel-de-Ville par le bourgmestre, M. Uhl ; visite de ce beau monument, de style gothique, construit il y a peu d'années. Les honneurs de ce nouvel Hôtel-de-Ville étaient faits par M. Uhl lui-même et par les membres du Conseil communal. La visite s'est terminée par la salle des fêtes, pièce immense et grandiose s'ouvrant sur la magnifique façade du monument, dans laquelle deux buffets, amplement chargés, avaient été dressés pour les visiteurs.

M. le bourgmestre Uhl monte sur une des estrades réservées aux musiciens et souhaite la bienvenue aux membres du Congrès : « L'hygiène, dit-il, est une nécessité absolue pour toute cité populeuse ; aussi la ville de Vienne est-elle heureuse de témoigner sa reconnaissance à ses hôtes illustres qui la représentent ». Il prie donc les membres du Congrès de croire à toute la sympathie de la Ville et de son bourgmestre.

D'ailleurs, la façade pavoisée, les gardes à pied et à cheval, disposés en grand nombre aux abords de l'entrée du monument, la réception elle-même, ne pouvaient laisser aucun doute sur la nature des sentiments de la Municipalité. M. le Professeur Ludwig, en sa qualité de président, prend la parole et remercie le maire et la Ville au nom du Congrès ; chacun s'associe aux paroles du président avec un enthousiasme chaleureux. Un orchestre complétait la fête et jouait des morceaux de compositeurs allemands.

A 7 heures, la façade tout entière, jusqu'au sommet de la tour, est éclairée par des feux de Bengale ; l'aspect de l'édifice, vu de l'autre côté du boulevard, depuis le Burgtheater, est d'un effet magnifique.

A 8 heures, autre réunion. C'est à peine si l'on a le temps de respirer tant les fêtes se succèdent. Celle-ci est d'un intérêt tout particulier pour les Viennois d'une part, et pour les étrangers de l'autre. C'est d'un Kneip-abend qu'il s'agit. L'invitation porte « einen gemüthlichen Kneip-abend », sous la présidence du Professeur Nothnagel, très populaire parmi les étudiants, à juste titre, d'ailleurs, grâce à son affabilité et à sa compréhension des besoins de distraction des jeunes gens. Je dois excuser cette expression allemande, mais elle est intraduisible dans notre langue, car nous n'avons pas l'équivalent. Kneip-abend est une réunion sans cérémonie où l'on boit, mange, chante, fume, en un mot où l'on s'amuse le plus possible. La Kneipe est populaire à Vienne, dans le monde des étudiants et spéciale à cette ville ; c'est une réjouissance « gemüthliche », c'est à-dire simple, sans gêne d'aucune sorte, en même temps que pleine de cordialité et d'abandon : ce « Gemüth » est encore intraduisible. L'intérêt particulier de cette Kneipe venait, de ce fait, qu'elle était donnée par le collège des professeurs , sous la présidence du Professeur H. Nothnagel , à la salle des Fleurs au Garten-Bau. A 8 heures le local était déjà plein d'hygiénistes et de statisticiens , oubliant les graves soucis de la santé publique et privée pour ne penser qu'à se divertir. Une table se dresse au pied de l'estrade des musiciens ; M. Nothnagel préside , ayant à ses côtés MM. Virchow et Pettenkofer, puis des primararzte et des congressistes de tous les pays ; chacun se case comme il peut , personne n'est là pour organiser, car c'est *Gemüthlich.*

Le programme annonce de la musique plus ou moins savante qui n'est pas spéciale à la Kneipe, puis des Sociétés viennoises qui viennent donner de la couleur locale ; mais j'insisterai surtout sur la mention *Allgemeine chöre.* Voilà une des caractéristiques de ce genre de fête.

Les exécutants sont naturellement tous les assistants , le verre de bière en main.

Le premier chœur est en latin de modeste prétention littéraire. Le voici : (en latin on peut dire beaucoup de choses).

1. — Gaudeamus igitur
   Juvenes dum sumus ;
   Post jucundam juventutem ,
   Post molestam servitutem
   Nos habebit humus !

2. — Vivat Academia ,
   Vivant professores ,
   Vivat membrum quodlibet ,
   Vivant membra quælibet ,
   Semper sint in flore !

3. — Vivant omnes virgines
   Graciles formosæ ,
   Vivant et mulieres
   Vivant et mulieres
   Bonæ , laboriosæ !

4. — Pereat tristitia ,
   Pereant osores ,
   Pereat diabolus ,
   Quivis antiburschius ,
   Atque irrisores !

Puis de temps en temps un nouveau chœur général, mais en allemand cette fois, comme :

Nous sommes ici pour une affaire sérieuse, c'est pourquoi, frères,
il faut boire (*bibamus*) ;

Ce mot revient tous les deux vers, et on lui fait honneur.

Puis :

O temps de l'ancienne gaîté, qu'êtes-vous devenus... *O quæ mutatio rerum !*

La fête se poursuit longtemps dans la nuit ; aussi M. le Professeur Virchow avait-il un peu raison, tout en rappelant, dans un toast, son premier voyage à Vienne aux vacances de 1847, alors qu'il était simple *privat docent*, tout en louant la Kneipe, de rappeler doucement qu'à côté du plaisir il faut songer un peu au travail.

Pour terminer le récit de la Kneipe, voici le sentiment d'un journal du pays : il dit que chacun, vînt-il même du centre de l'Afrique, trouve toujours et bien vite bon accueil auprès des Viennois. Une nouvelle preuve de cette Gemüthlichkeit est fournie par la fête de la veille au soir, où l'on a vu les professeurs, ces hommes si graves, si sérieux, recevoir les membres du Congrès avec toute la cordialité et la simplicité que l'on peut désirer, en même temps qu'avec beaucoup de gaîté et d'entrain ; on trouvait là autant de plaisir et de réjouissance que dans les anciennes Kneipen des faubourgs de Vienne et de Nussdorf.

Le mardi, les travaux sérieux commençaient dans les diverses sections. Les rapports seront imprimés, les travaux analysés à tête reposée ; nous les laisserons donc de côté pour aujourd'hui.

Le mardi à 4 heures, la Municipalité a présenté, au Congrès, le corps des pompiers, avec exercices par les divers groupes de cette compagnie, exercices très bien exécutés, avec beaucoup de promptitude ; citons le sauvetage de deux personnes sensées surprises par le feu, au moyen d'une couverture tendue par une vingtaine d'hommes sous les fenêtres ; deux personnes se sont précipitées du deuxième étage. Puis deux pompiers, au moyen de cordes, sont allés chercher deux personnes au deuxième étage et les ont descendues. Le tout s'est terminé par le défilé du corps entier des pompiers.

Le soir, représentation offerte par le Prince protecteur, à l'Opéra : on avait choisi un ballet, *Excelsior*, pour supprimer la difficulté de la multiplicité des langues. Après le ballet, les Valses Viennoises : representation toute locale datant d'un an et demi seulement ; ce sont des danses de la fin du siècle dernier, avec de la musique de l'époque ; puis des danses avec musique hongroises.

Le mercredi, travaux dans les sections et excursions scientifiques ; le soir, à 5 heures, démonstration des progrès réalisés par le microscope électrique, par le Professeur Stricker qui nous a montré de très belles coupes du bulbe (facial, hypoglosse) et de la moelle (entrecroisement des fibres), et par un dispositif spécial, la projection sur la toile des mouvements de la pointe du cœur d'une tortue. Le soir, réception à la Cour d'Autriche par Son Altesse le Prince Rodolphe. Les invités se pressaient en foule dans la grande salle trop étroite ; l'aspect de la réunion était magnifique ; l'uniformité des habits noirs se trouvait heureusement rompue par quelques uniformes militaires autrichiens, un costume musulman, un uniforme de colonel turc, et curieusement égayée par la multiplicité et la diversité des décorations de tous les ordres du monde. Quelques personnages étaient si chargés de croix, qu'on aurait pu leur appliquer le mot de l'Empereur dans pareille circonstance : c'est un firmament.

Le jeudi 29, les travaux du Congrès sont suspendus pour tout le jour ; repos bien mérité après deux journées consacrées aux études démographiques et hygiéniques. D'ailleurs, l'hygiène n'y perd rien, puisque nous allons visiter le réservoir principal d'alimentation d'eau de boisson de la capitale. La démographie serait peut-être plus embarrassée pour y trouver son compte, à moins que la statistique ne vienne nous montrer des rapports intéressants entre le nombre des litres d'eau pure distribuée et la diminution du chiffre de la mortalité viennoise. Nous partons donc, le jeudi matin, de la gare du Sud par deux trains spéciaux ; l'un pour le Höllenthal et l'autre directement pour le Semmering ; d'ailleurs, jusqu'à Payerbach, la route est commune.

Nous traversons Bade, ville qui, comme son nom l'indique, possède une station balnéaire (eaux thermales sulfureuses). Cette source était déjà connue des Romains. Plus loin, Vœslau qui produit le meilleur vin de l'Autriche. Déjà les Alpes apparaissent à nos yeux et nous voyons le Schneeberg, aux flancs dénudés et au sommet couvert de neige. A Payerbach, au milieu des montagnes, le premier groupe quitte la voie ferrée et toute une caravane de 250 personnes, se

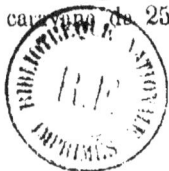

ligeant comme elles peuvent sur les voitures de toutes les formes et de tous les styles préparées par les bons soins du Comité d'organisation, se met en route pour Kaiserbrunn situé à une heure et demie de là. Nous traversons une série de vallées très pittoresques, sauvages en plusieurs points, où la route a dû être taillée dans le roc, et nous arrivons à Kaiserbrunn (source de l'Empereur). Cette source est ainsi nommée parce que tous les travaux nécessaires à la captation et à la conduite des eaux à Vienne, éloignée de plus de 100 kilom., ont été exécutés sur les ordres de l'Empereur qui, l'aqueduc terminé, l'a offert à la ville comme don gracieux.

L'eau provient d'une source qui s'échappe d'une grotte, au pied du Schneeberg. Elle est pure s'il en fût, comme les analyses, du reste, l'ont prouvé. La source a donc été captée et l'eau conduite dans un réservoir que nous avons pu admirer, à Kaiserbrunn, grâce à l'illumination préparée pour les membres du Congrès. Nous avons naturellement goûté l'eau et, à l'unanimité, elle a été reconnue excellente. Les Viennois le savent bien et en sont très fiers.

Après une collation rapide et pittoresque, dans un endroit trop petit pour tout ce monde, nous examinons rapidement les alentours et bientôt nous retournons à Payerbach par le même chemin. Le train que nous avions quitté nous conduit au Semmering. La voie s'élève par une pente assez sensible (1/40 environ). C'est, paraît-il, le premier chemin de fer de montagne qui ait été construit. Les viaducs et les tunnels se succèdent; les échappées sur la vallée sont nombreuses et très belles. La route est grandiose et très intéressante. A Klamm (passage étroit), nous apercevons les ruines d'un vieux château perchées sur la pointe d'un rocher, absolument séparé du reste de la montagne; le coup-d'œil est saisissant. A trois heures et demie, au sommet du Semmering, un dîner attendait les voyageurs, dîner en plein air où les gens de tous les pays se trouvent réunis et mêlés : un bactériologiste badois est assis entre un médecin finlandais et un chimiste turc ou un docteur portugais. On entend parler toutes les langues, mais celle qui domine est un Allemand de circonstance qui permet à tous de se comprendre à peu près.

Les excursions projetées pour le soir sont empêchées par une pluie torrentielle qui nous accompagne jusqu'à Vienne. Par une attention délicate du personnel du chemin de fer, les nombreux tunnels sont brillamment illuminés.

Le vendredi, les travaux reprennent dans les sections ; une question particulièrement intéressante pour nous, Français, c'est la discussion de la valeur pratique des vaccinations préventives chez les animaux. Pour le charbon, au point de vue scientifique, l'Ecole allemande rend les armes et reconnaît hautement l'importance des travaux de M. Pasteur et de son école. Comme utilité pratique dans l'espèce bovine, tout le monde savant, appuyé sur les statistiques, ne peut méconnaître les résultats sérieux et palpables. Mais il n'en est plus de même quand on étudie les chiffres fournis par les vaccinations préventives chez les moutons : les Français affirment l'utilité de cette méthode, les Allemands restent dans le doute. M. Chamberland a soutenu et développé les conclusions de son rapport attaquées surtout par M. Löffler, de Berlin. La discussion est vive tout en restant courtoise. La preuve ne peut être encore faite complètement, malgré les arguments nombreux fournis par des savants de divers pays en faveur de la vaccination des ovidés ; pour emporter la certitude, il faut encore attendre les résultats de quelques années.

Je m'étais promis d'éviter toute question scientifique, mais cette vaccination est née en France, propagée, défendue par les Français contre les Allemands qui voudraient l'amoindrir au moins par quelques côtés ; ce sera là mon excuse.

Le samedi, les travaux prennent fin. Pour les membres qui ne sont pas retenus dans les sections, des excursions ont été organisées dans les principaux établissements de la ville, (monuments publics, théâtres, musées, palais-de-justice, hôtel-de-ville, écoles, hôpitaux, sociétés de secours), pendant toute la durée du Congrès. En Autriche, dans les grandes villes, il existe des sociétés de secours, tout à fait privées, qui vivent de dons volontaires et grâce à la protection pécuniaire des grands personnages. Leur installation est très bien comprise, essentiellement pratique pour les premiers secours à donner en cas d'accidents (boîtes de pansements, attelles, etc.), et pour le transport des blessés ou malades. Tout se fait bien et avec célérité. Le 30 septembre, cette Société a montré au Prater, devant les membres du Congrès, ce qu'elle pouvait et savait faire. D'ailleurs, plusieurs membres avaient déjà pu admirer en détail l'installation d'un des postes disséminés dans les divers quartiers de la capitale.

Le samedi matin nous allons visiter une maison d'aliénés établie dans d'excellentes conditions, en dehors de la ville, sur une des collines qui vont mourir dans le voisinage du Danube, avec vue sur toute la cité dont le panorama se déroule aux pieds des visiteurs.

A quelque distance de là, l'hôpital Rodolphe occupant la même situation. C'est une maison fondée, sous le patronage du Kronprinz, en 1882. C'est le système des pavillons-baraques, pouvant contenir 20 à 24 malades, d'une part, et de l'autre un pavillon en pierre et en briques, pour des malades et blessés payants. En outre, dans l'établissement, existe une école d'infirmières destinées à aller en ville. Les conditions hygiéniques y sont bien remplies : dissémination des malades, beaucoup d'air et de lumière, antisepsie rigoureuse. Les accidents post-opératoires y sont exceptionnels, j'entends de ceux qui relèvent de l'antisepsie.

Dans la même contrée se trouve un Institut israélite de jeunes aveugles : situation magnifique sur une colline, entre le Danube bleu et Vienne, air et lumière à profusion. Mais ce qui, au moins pour des aveugles, a une importance plus grande que la vue dont on jouit de l'établissement, c'est la manière dont ils y sont traités et le soin que l'on apporte à leur instruction. Nous devons reconnaître que rien n'a été négligé ; aussi est-ce avec une satisfaction bien réelle que le personnel de la maison nous a montré en détail tout ce qui a été fait pour ces malheureux. La reconnaissance nous fait un devoir d'en remercier M. le Directeur et les dames qui le secondent dans son œuvre. Les procédés mis en usage pour apprendre à lire, à écrire, ne nous arrêteront pas. Nous ne parlerons pas non plus des exercices de dictée : l'élève, avec des caractères comme le compositeur dans une imprimerie, compose ce qu'on lui dicte, c'est le système de l'ardoise ou du tableau noir adapté au milieu.

Les plus avancés, sur une mappe-monde ou plutôt sur un globe où les reliefs sont marqués et les villes importantes représentées par une petite lentille saillante, ont pu nous mettre le doigt sur les chaînes de montagnes, les grandes villes, Londres, Paris, Mexico et même Tobolsk. La plupart d'entre eux reconnaissent au son la forme, la nature d'un objet : ils distinguent un anneau d'un demi cercle, un croissant de cuivre d'un croissant de fer ; un carré d'un triangle.

Ils nomment les monnaies autrichiennes, qu'on fait trébucher devant eux. Prenez quatre ou cinq pièces, faites les tomber sur la table l'une après l'autre, et l'aveugle exercé, séparant l'or du billon et de l'argent, les reconnaîtra. Ils distinguent de même les pièces allemandes.

Nous avons vu des dessins faits sur des coussins avec du fil et des épingles ; et en particulier une carte de l'Autriche-Hongrie très bien reproduite. Encore plus : sous nos yeux deux aveugles modèlent l'un une tête de biche, l'autre une tête de lapin ; non-seulement les détails sont fidèlement rendus, mais aussi le port de l'animal est des plus naturels.

L'enseignement par le toucher est très développé ; il existe toute une collection d'objets usuels, comme moulin, chemin de fer, etc., qui sont construits en miniature pour l'éducation des jeunes sujets.

Enfin notre matinée s'est terminée par la visite d'une station météorologique où nous avons vu avec plaisir quelques instruments français.

L'après-midi a été occupée par l'exposition hygiénique : la bactériologie, les instruments d'optique, les étuves à désinfection y étaient bien représentés ; pourtant la partie la plus considérable peut-être était constituée par des plans, des dessins consacrés à l'hygiène des villes, égouts, approvisionnement d'eau.

Le dimanche, à 10 heures, séance de clôture avec deux grands discours l'un en français sur l'utilité de l'hygiène pour prolonger la vie de l'homme par M. Coradi, l'autre en allemand sur la longévité humaine depuis 1,000 ans. Il a été décidé que le prochain Congrès aurait lieu à Londres en 1891 et qu'à Paris en 1889 il y aurait une réunion libre d'hygiénistes.

Diverses excursions avaient été organisées pour la fin du Congrès, à Abbazia, à Buda-Pesth, à Constantinople.

Pour Buda-Pesth la route était double : le chemin de fer et le bateau à vapeur Par le Danube nous sommes partis à 7 heures du matin par un beau temps. A Presbourg, la municipalité, en grande cérémonie, est venue saluer le Congrès ; musique, drapeaux nombreux, et beaucoup de discours échangés. Le même accueil a été fait au Congrès dans plusieurs autres villes le long du fleuve, si bien que nous ne sommes arrivés à Pesth qu'à 10 heures 1/2 du soir par une nuit magnifique avec clair de lune. Le fleuve très large en cet endroit éclairé par la lune avec l'illumination des quais par les becs de gaz était vraiment superbe. M. le Préfet de Buda-Pesth qui nous attend au débarcadère, nous souhaite la bienvenue : ce n'a pas été un vain mot comme vous le verrez. Le groupe d'ailleurs arrivé dans la journée par le chemin de fer en avait déjà pu juger par la réception qu'on lui avait préparée.

La matinée du 5 est occupée à visiter l'Institut clinique c'est-à-dire l'École de Médecine ; puis le groupe consacré aux laboratoires de chimie, de physique, de physiologie et d'hygiène. Nous visitons avec beaucoup d'intérêt l'installation de M. Fodor qui, dans un espace restreint et un Institut modeste, a su faire réaliser de grands progrès à l'hygiène ; ce savant est aussi un professeur distingué, très ingénieux pour rendre l'étude de l'hygiène intéressante aux étudiants. La Municipalité avait gracieusement mis à notre disposition un grand nombre de tramways chargés de nous conduire dans une ville inconnue avec les noms des rues inscrits en hongrois, langue qui ne présente aucune analogie avec les langues latines ou germaniques.

Un bateau nous transporte à l'île Sainte-Marguerite sur le Danube où la Municipalité nous avait invités à déjeuner.

Le groupe des Congressistes au nombre d'environ 500 est photographié avant de se mettre à table.

Le déjeuner se passe avec beaucoup d'entrain et de cordialité. Selon la coutume du pays, des roses sont offertes gracieusement aux dames aux applaudissements de l'assemblée. Pendant ce temps la musique nationale nous joue des airs hongrois. Puis elle nous donne les airs nationaux des divers peuples de l'Europe, accueillis par les applaudissements des représentants de chaque nation et aussi des amis que le Congrès a pu faire. Les toasts débutent par quelques mots de M. le Préfet Rath qui loue l'union des nations, l'hygiène, et remercie ses hôtes d'avoir bien voulu honorer Buda-Pesth de leur présence. Des *Eljen* et des *Hoch* chaleureux lui répondent Le président du Congrès prend la parole ainsi que plusieurs autres célébrités hygiéniques. Pour la France, c'est M. Treille, représentant du ministère de la marine qui remercie les Hongrois de leur hospitalité et salue en eux des frères pour leur amour de la liberté.

Après le déjeuner, visite de l'établissement de bains de l'île. La journée se termine par une excursion à l'abattoir, très bien situé, bien aménagé et digne de la ville de Pesth. Nous nous séparons à 6 heures charmés de l'accueil qui nous a été fait par les Hongrois et nous, Français, heureux de la sympathie qui s'attache à notre nom dans ces pays; il suffit de nous déclarer Français pour être reçus à bras ouverts.

Le mercredi matin un bateau préparé pour les Congressistes nous conduit aux caves taillées dans le roc de M. Saxlehner, où une collation arrosée de vins de Hongrie nous attend. Des voitures nous mènent à la source Hunjadi Janos. L'exploitation qui occupe un vaste espace est pavoisée ; elle a revêtu un air de fête. Après la visite en détail de la captation des sources, de l'embouteillage et autres opérations très bien conduites et des vastes magasins, M. Saxlehner nous offre un banquet parfaitement ordonné qu'il préside. Des fleurs sont offertes aux dames selon la coutume du pays ; les vins généreux de Hongrie coulent à flot ; enfin, des toasts sont portés, nombreux en beaucoup de langues. Comme souvenir, M. Saxlehner offre à chaque convive un album photographique de sa propriété, accompagné de son portrait avec un mot de sa main. Ce monsieur, il y a une trentaine d'années, recevait le champ sur lequel il nous a offert une hospitalité cordiale et magnifique, comme paiement d'une dette et bien à contre cœur, car le sol semblait n'avoir aucune valeur. La découverte et surtout l'exploitation intelligente des sources, ont rendu le propriétaire plusieurs fois millionnaire.

D'Hunjadi Janos nous allons en voiture dans un pays montagneux, au travers des vignes, au milieu des vendangeurs, visiter l'hôpital Ste-Élisabeth de la Croix-Rouge, destiné aux soldats blessés en temps de guerre. Aujourd'hui on y compte à peine 80 malades, mais les divers pavillons peuvent contenir 800 blessés dans les pièces occupées en grande partie en ce moment par des appareils à pansement, à transport de blessés et par un musée destiné à l'instruction d'infirmières.

Le jeudi est rempli par une fugue à Moha. Le Congrès est invité à se rendre par train spécial dans la propriété de M. Kaposi, Albert, pour examiner la source Agnès et déjeuner dans la campagne ; le menu, les vins, la musique, tout est hongrois ; les serviteurs sont costumés comme les gens du pays. A notre arrivée nous sommes reçus par les employés en costume national des jours de fêtes. Après le déjeuner très gai, très agréable (plutôt par sa couleur locale que par l'agrément des mets pour le goût d'un Français) les tables sont écartées et les musiciens jouent la *Czarda*, danse nationale hongroise ; aussitôt les gens du pays obéissent au signal ; au bout de quelques instants. les Congressistes en grand nombre et les dames de la Société se laissent entraîner et la danse devient générale ; le coup d'œil est des plus pittoresques : tous les costumes sont mêlés et confondus et les graves professeurs en costume noir se mêlent aux hongroises, aux toilettes éclatantes. L'heure du départ a sonné, la fête prend fin et le train ramène les membres du Congrès à Buda-Pesth, après une journée dans laquelle tout : costumes, mets, vins, divertissements, a été hongrois. Nous nous séparons emportant le meilleur souvenir de Vienne et surtout de sa sœur plus orientale, Buda-Pesth.

Dʳ H. LABRANDE.

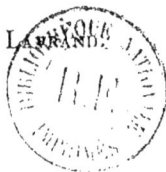

Lille Imp. L. Danel.

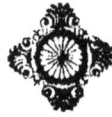

LILLE. IMPRIMERIE L. DANEL.

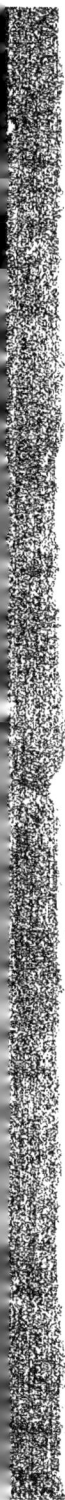

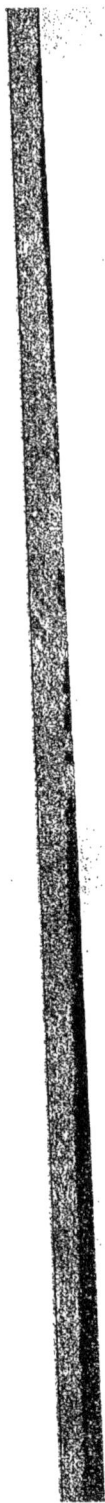

www.ingramcontent.com/pod-product-compliance
Lightning Source LLC
Chambersburg PA
CBHW060540200326

41520CB00017B/5311